Bereit für meine Rachenmandel-Operation

Ein Buch über die Operation für Kinder- Vorbereitung und Erholungsphase

Dieses Buch gehört:

Geschrieben von Dr. Fei Zheng-Ward   Illustiert von Moch. Fajar Shobaru

Urheberrecht 2024 Fei Zheng-Ward

Alle Rechte vorbehalten. Publiziert von Fei Zheng-Ward, einem Imprint von FZWbooks.

Kein Teil dieses Buches darf ohne vorherige schriftliche Genehmigung des Inhabers des Urheberrechtes kopiert, reproduziert, aufgenommen, übertragen oder in irgendeiner elektronischen oder physischen Form gespeichert werden.

ISBN 979-8-89318-050-3 (eBook)
ISBN 979-8-89318-051-0 (Taschenbuch)

Was sind Rachenmandeln?

Sie sind ein Teil deines Immunsystems und helfen dabei, Keime einzufangen und zu bekämpfen, damit du stark und gesund bleibst.

Deine Rachenmandeln kannst du nicht sehen, weil sie sich außer Sicht im hinteren Teil deiner Nase verstecken.

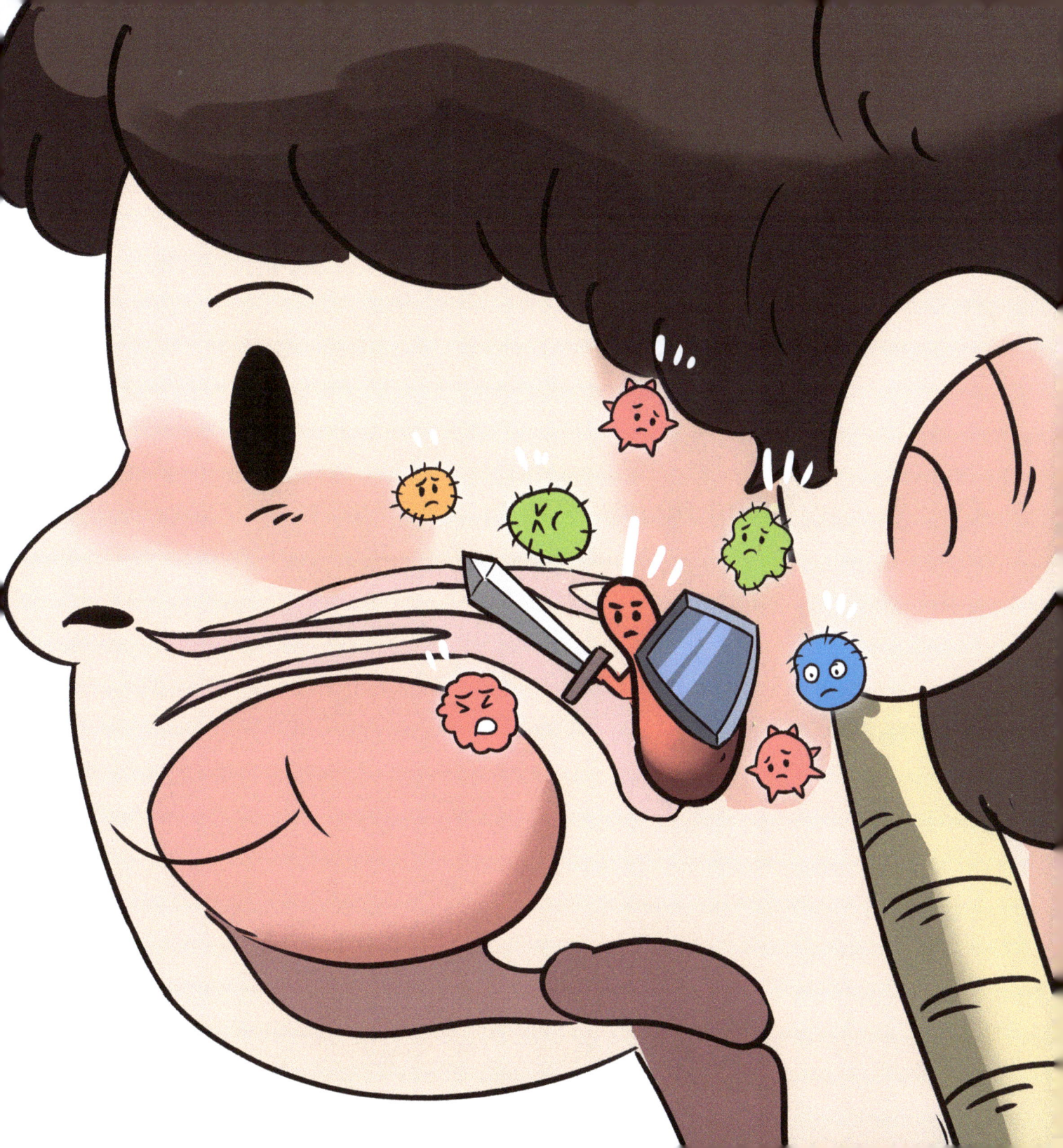

Auch deine Rachenmandeln können krank werden.

Wenn sie krank sind, sehen sie oft **rot** und sehr **geschwollen** aus.

Meistens heilen sie von selbst.

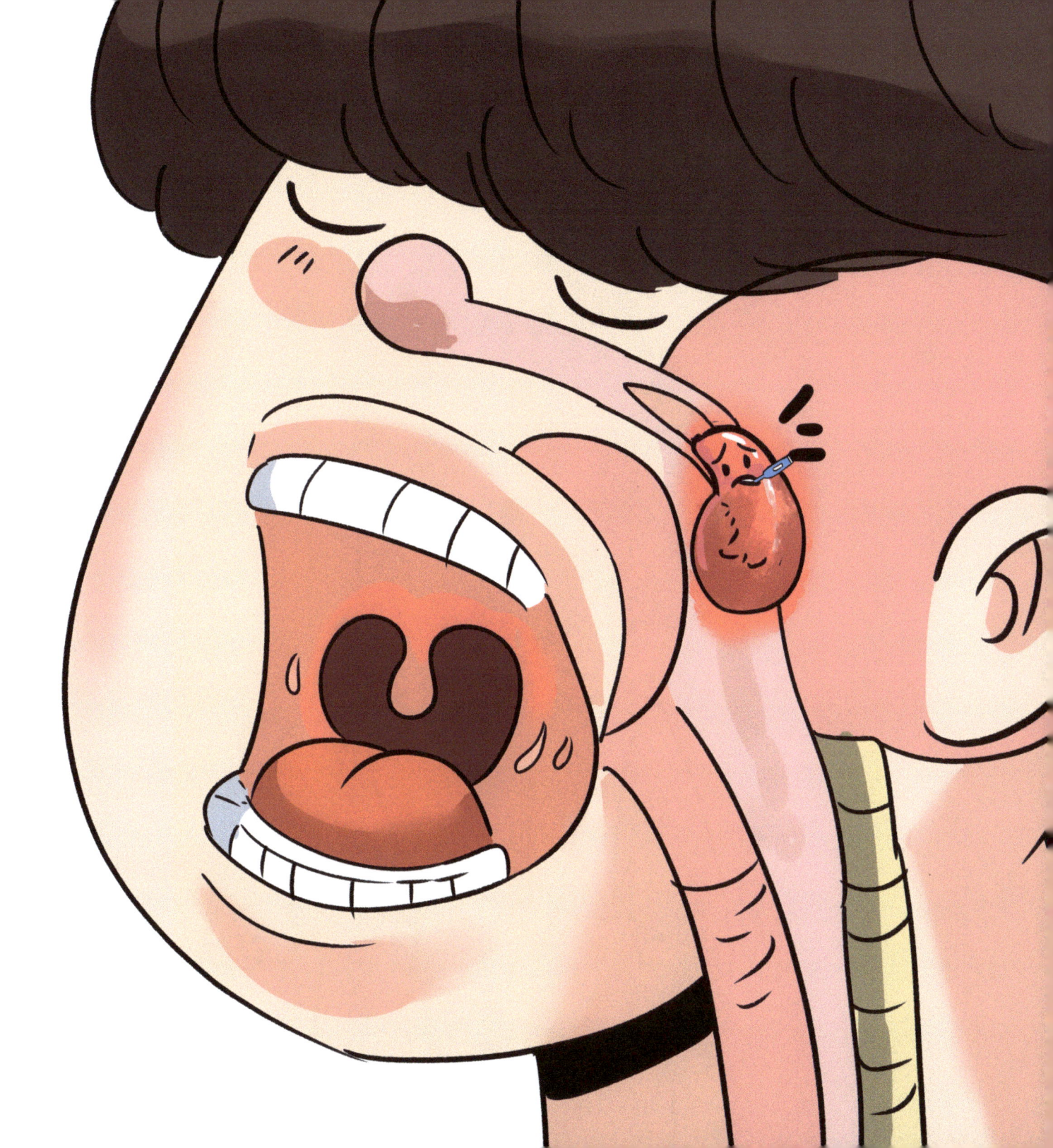

Wenn das nicht passiert, kann dein Kinderarzt dir Medikamente geben, damit sie wieder gesund werden.

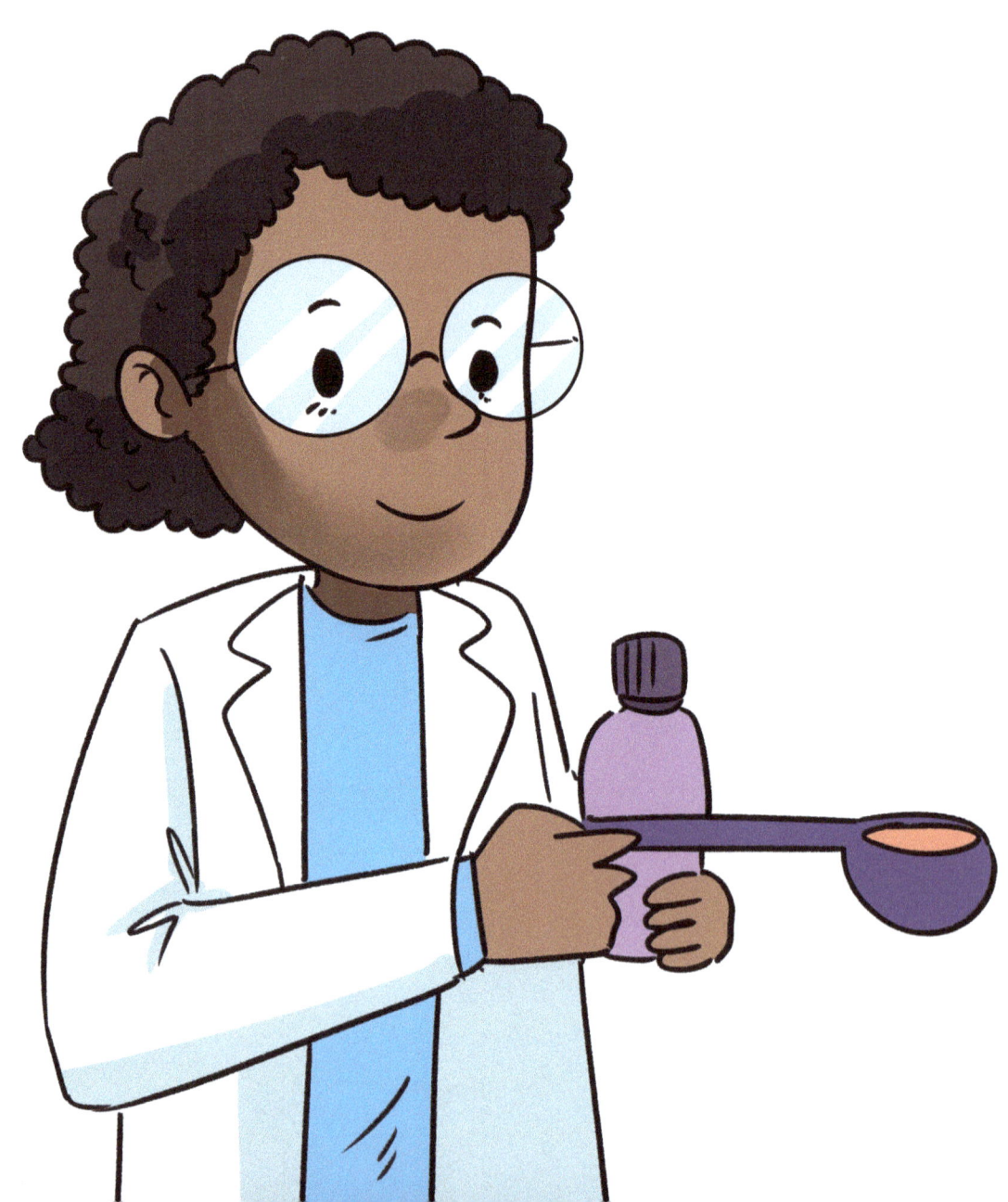

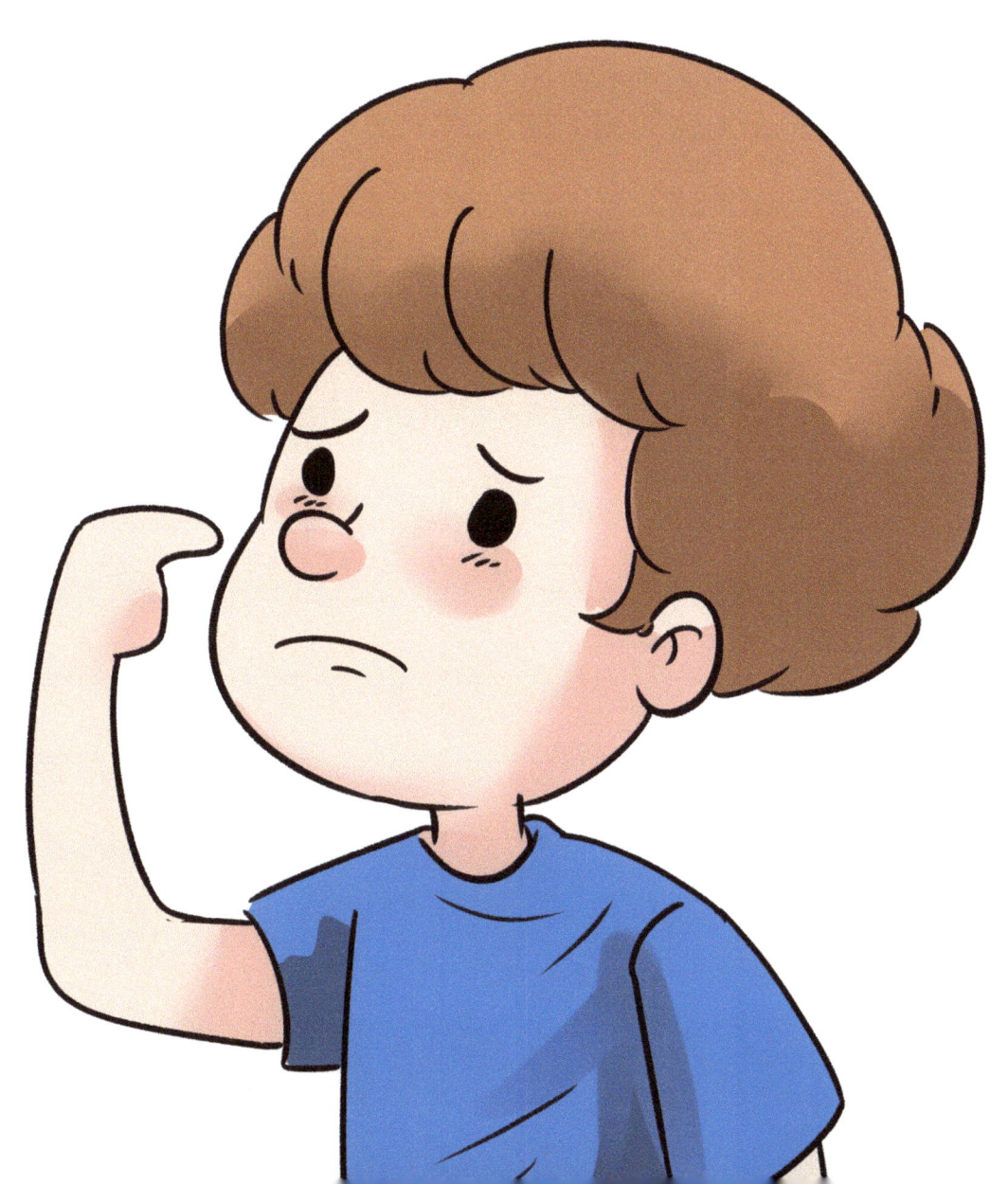

Manchmal können deine Rachenmandeln es auch schwer machen, durch die Nase zu atmen und du musst dann durch den Mund atmen.

Atmest du durch den Mund?

____ *Ja*   ____ *Nein*

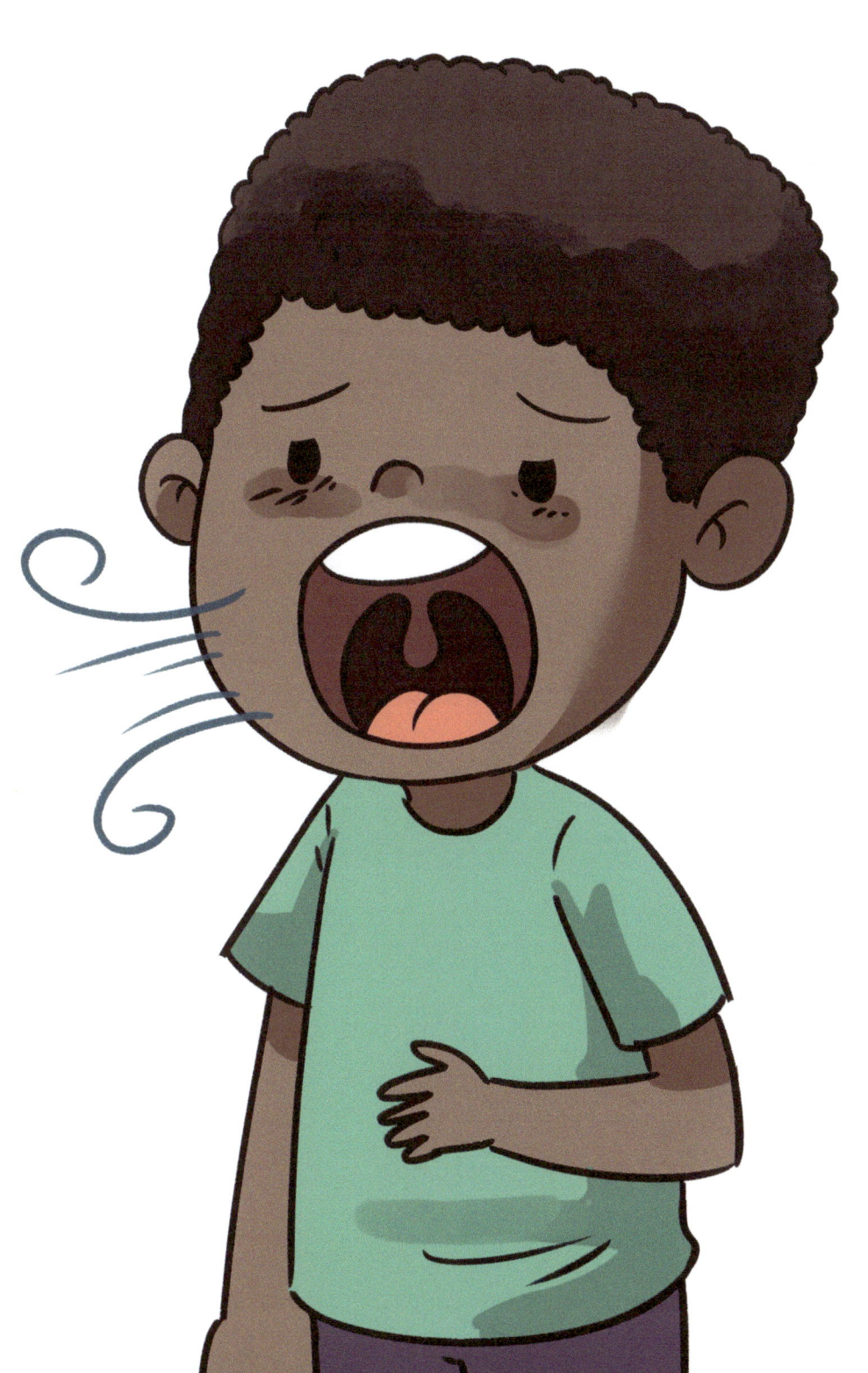

Oder macht deine verstopfte Nase vielleicht manchmal lustige Geräusche, wenn du atmest?

Hast du schon einmal gehört, wie deine Nase komische Geräusche macht?

____ *Ja*   ____ *Nein*

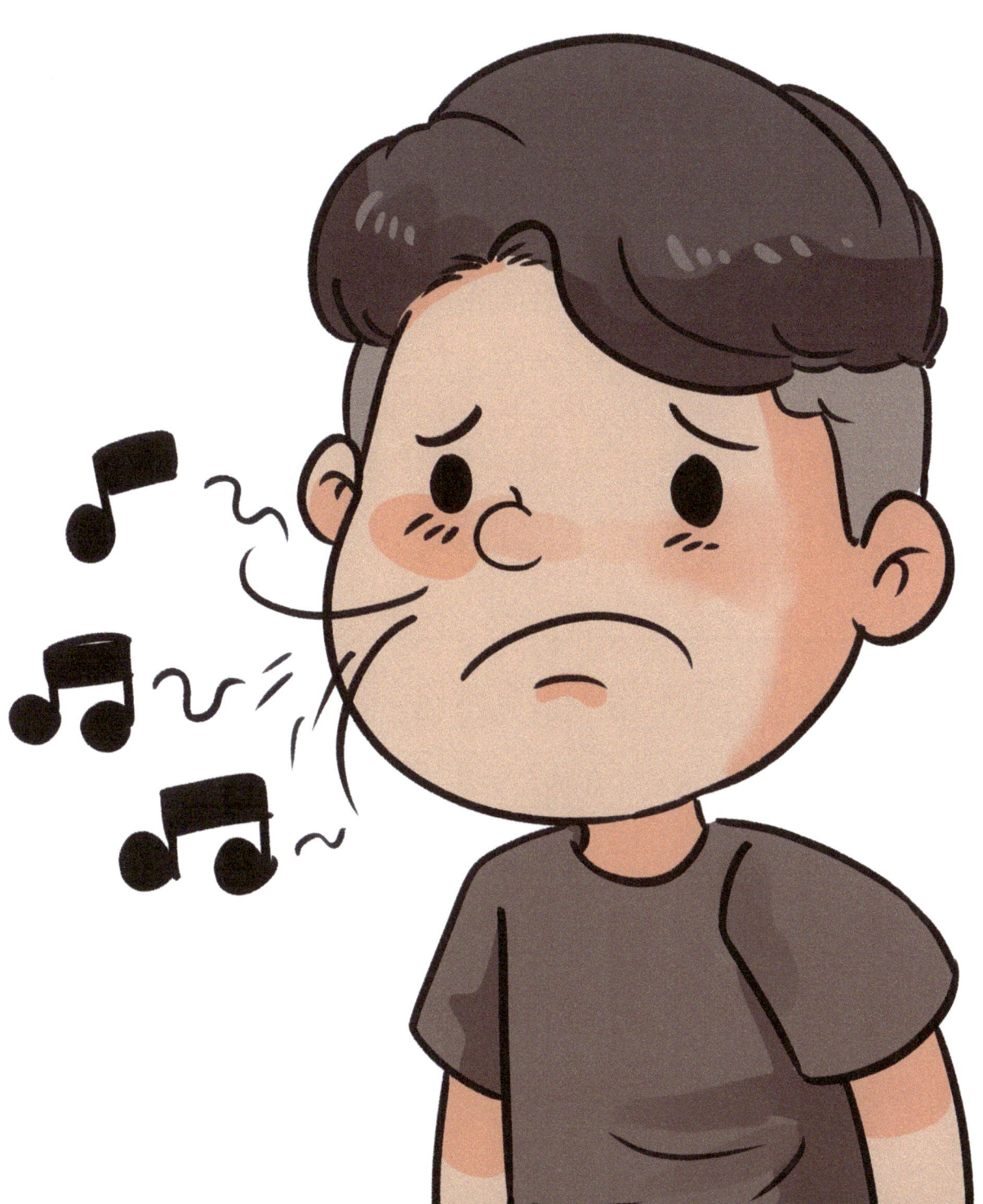

Es kann außerdem schwer zu atmen sein, wenn deine Nase sich dauernd verstopft anfühlt.

Versuche trotzdem genug Wasser, Saft oder dein Lieblingsgetränk zu trinken, damit dein Körper genug Kraft hat, die Keime zu bekämpfen und gesund zu werden.

Schreib oder male dein Lieblingsgetränk hier drunter auf.

_____

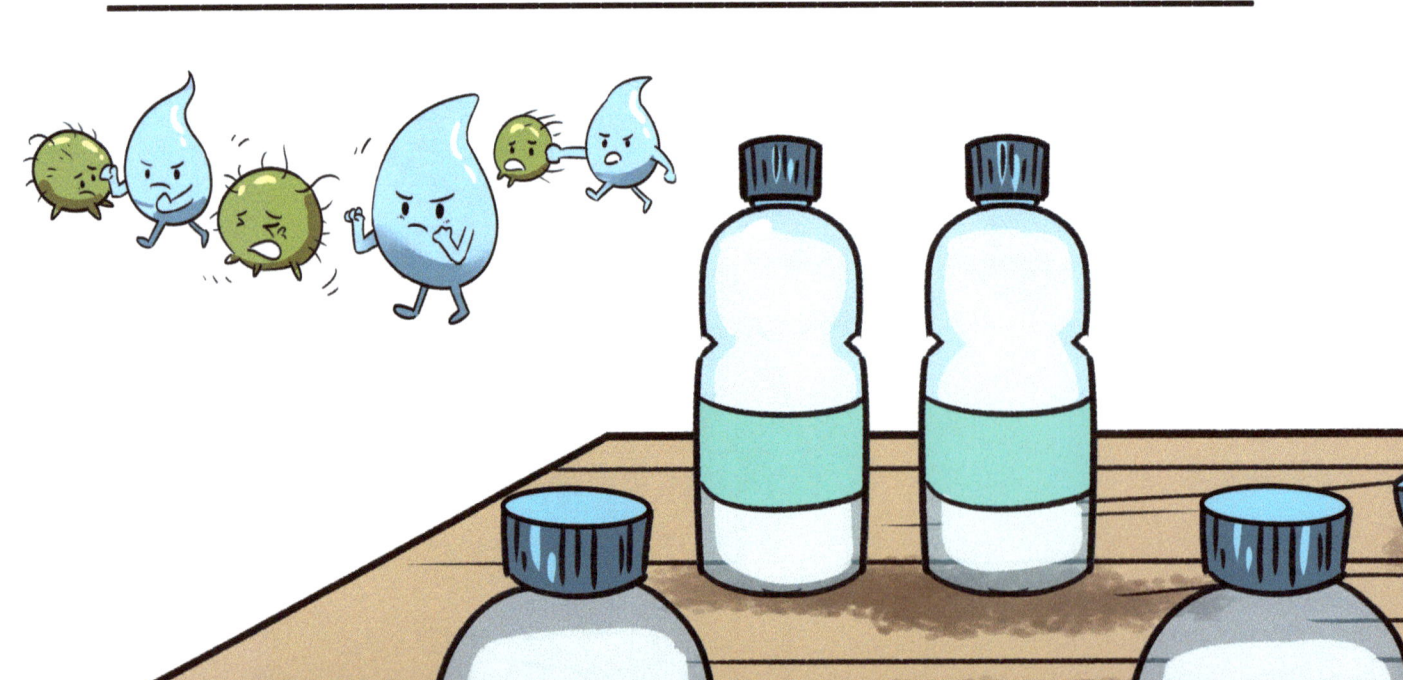

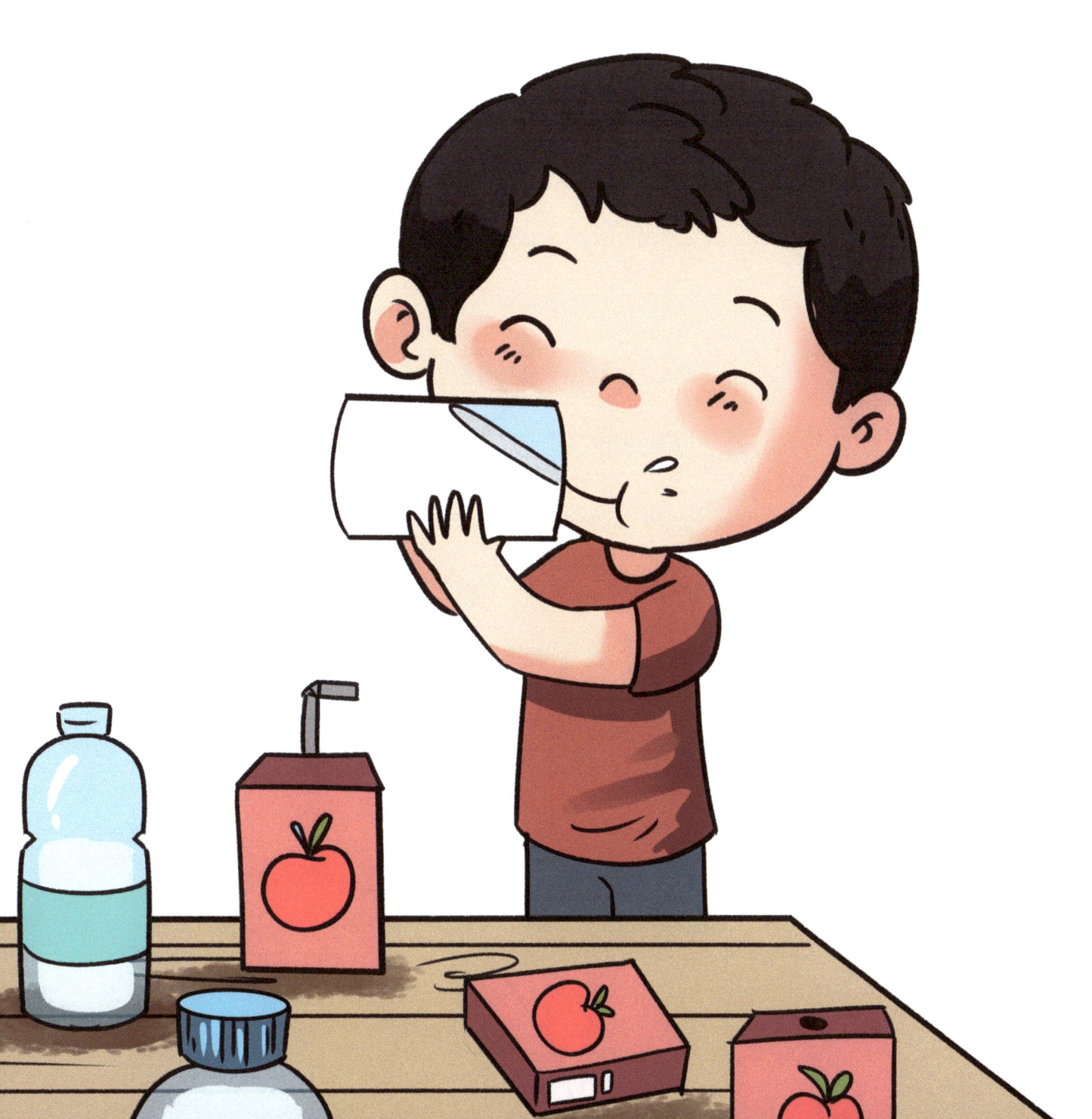

Deine geschwollenen Rachenmandeln können auch dazu führen, dass du so laut schnarchst wie ein Bär.

Hat dir schonmal jemand gesagt, dass du nachts schnarchst?

____ Ja   ____ Nein

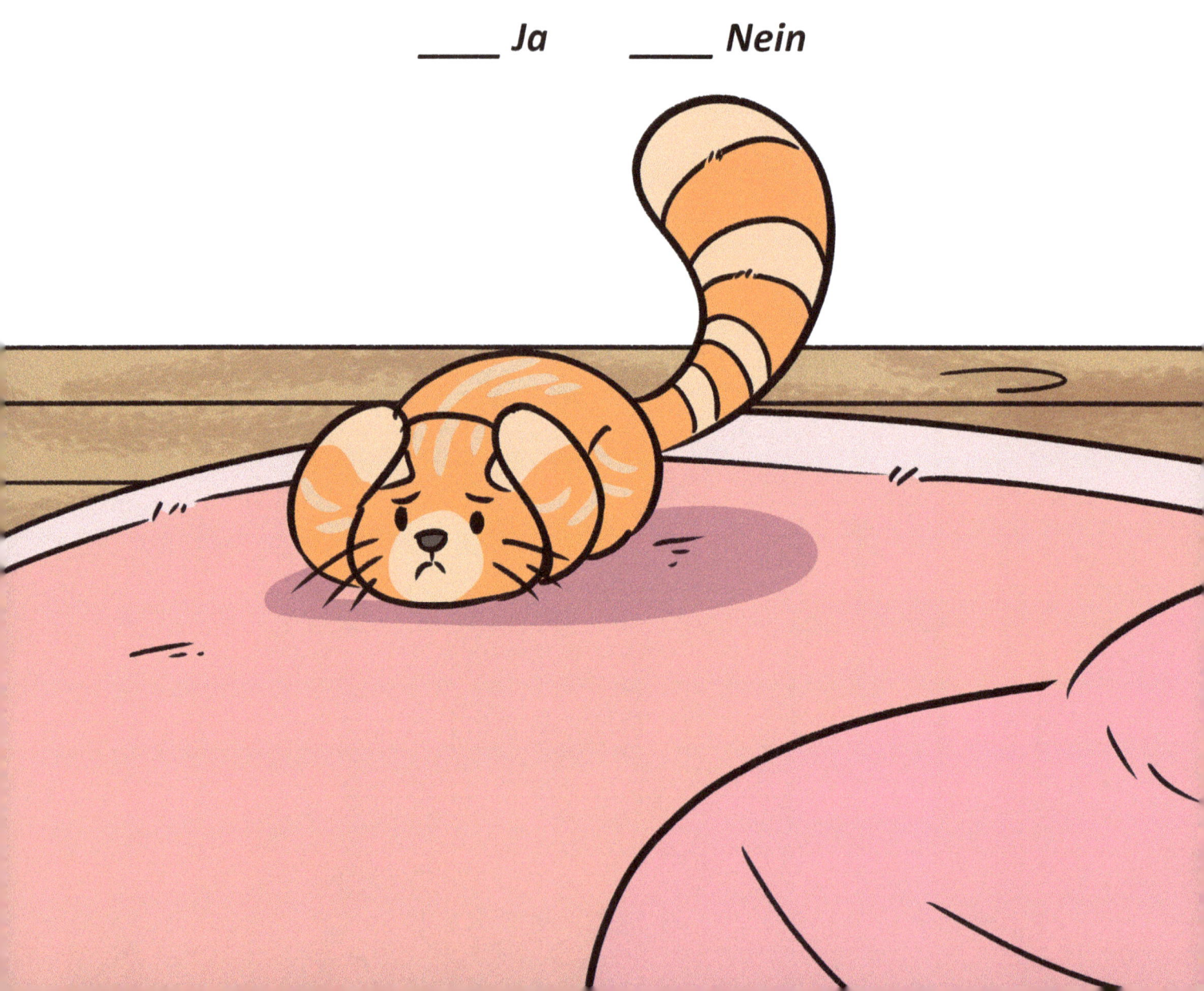

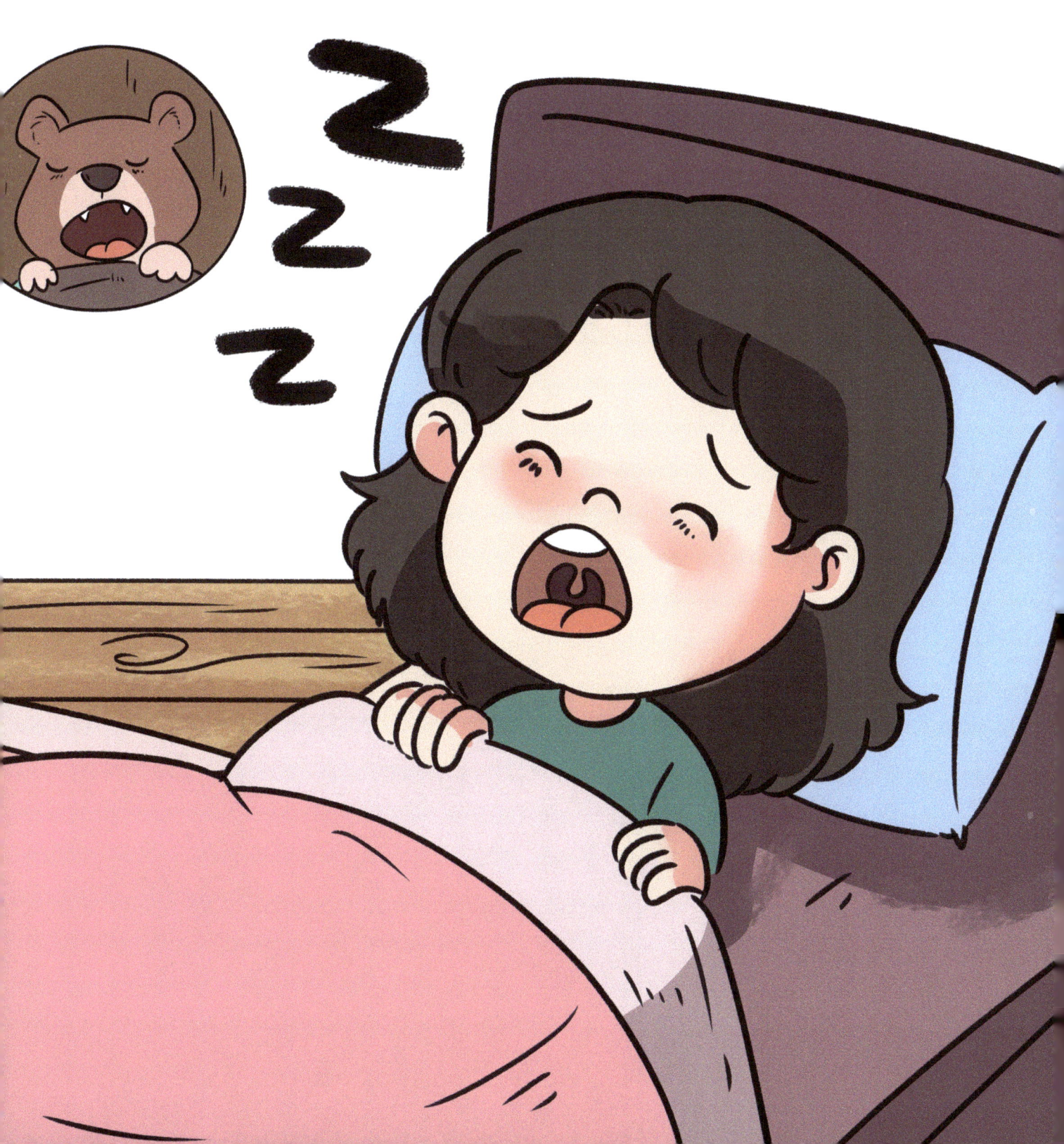

Manchmal kommt es vor, dass deine Rachenmandeln immer wieder krank werden, sodass du nicht richtig gesund bleibst.

Du kannst Fieber, Schmerzen im Hals, an den Ohren oder im Kopf haben oder eine verstopfte und laufende Nase. Manchmal kommt es vor, dass du keinen Appetit oder einen schlechten Atem hast.

Ist dir sowas schon passiert?

____ *Ja*   ____ *Nein*

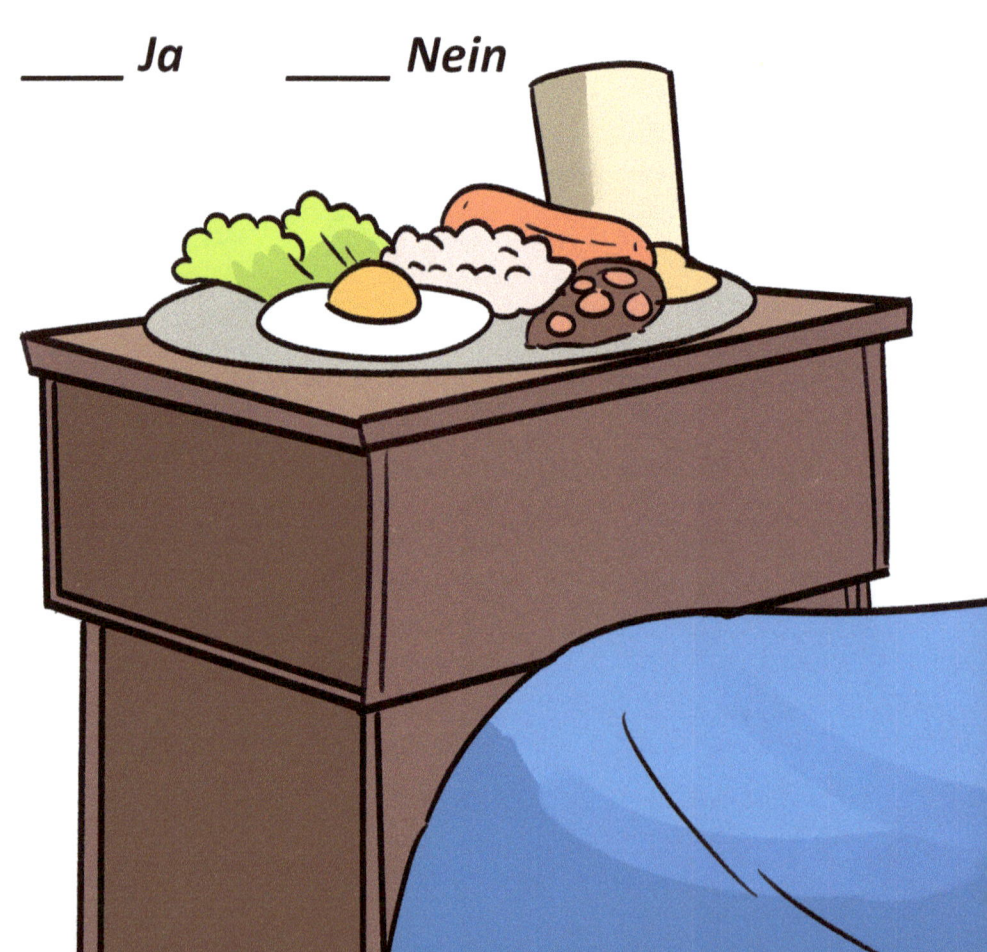

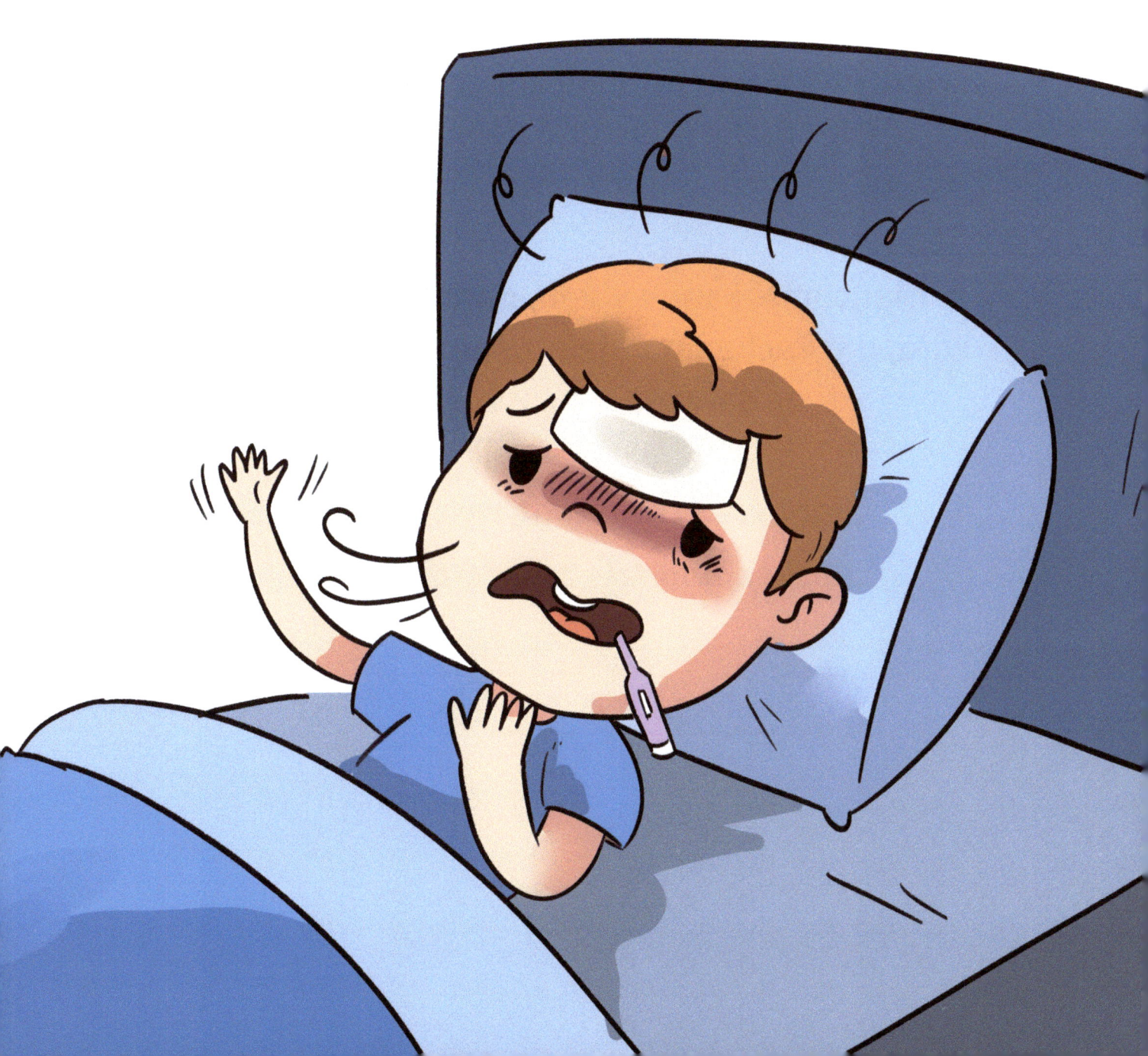

Dein freundlicher Kinderarzt wird dann dein Herz und deine Atmung abhören und deine Ohren, die Nase und deinen Mund untersuchen.

Manchmal kann es sein, dass empfohlen wird, die Rachenmandeln zu entfernen, damit es dir wieder besser geht.

*Hat dein Arzt gesagt, dass deine Rachenmandeln zu **groß** sind?*

____ *Ja*   ____ *Nein*

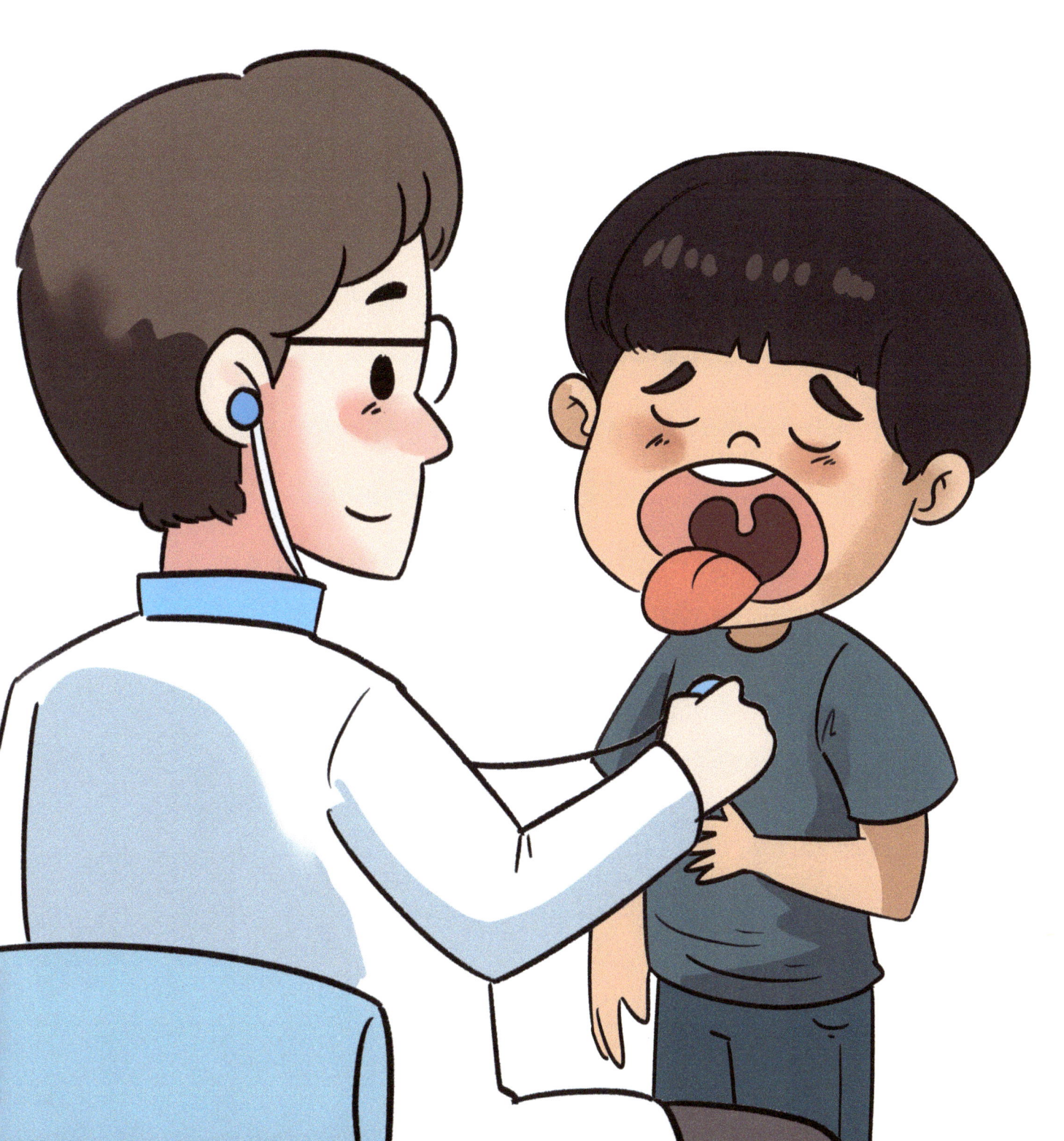

Dein Arzt kann die Rachenmandeln leicht durch den Mund entfernen. Es ist eine schnelle und einfache Operation und du wirst schlafen - sodass du nichts davon spürst.

Du wirst schlafen und träumen, während man die Operation durchführt.

Wovon möchtest du während der Operation träumen?

Deine Rachenmandeln werden verschwunden sein, noch bevor du aus der Narkose aufwachst.

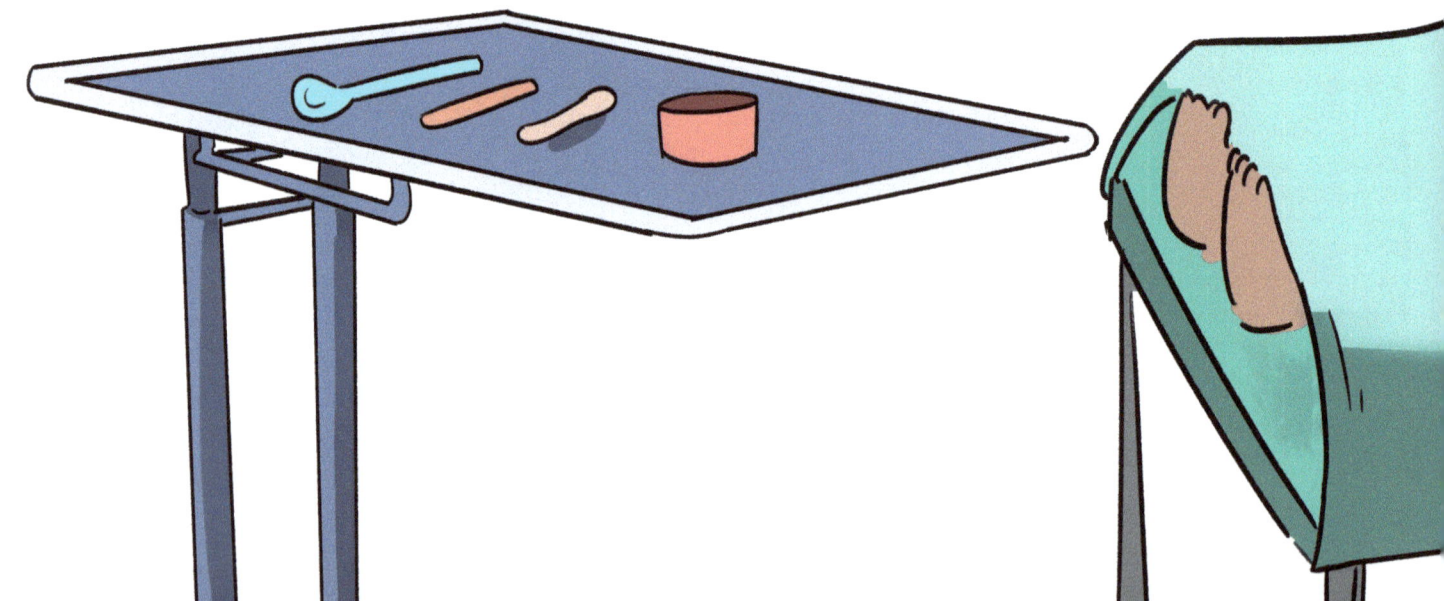

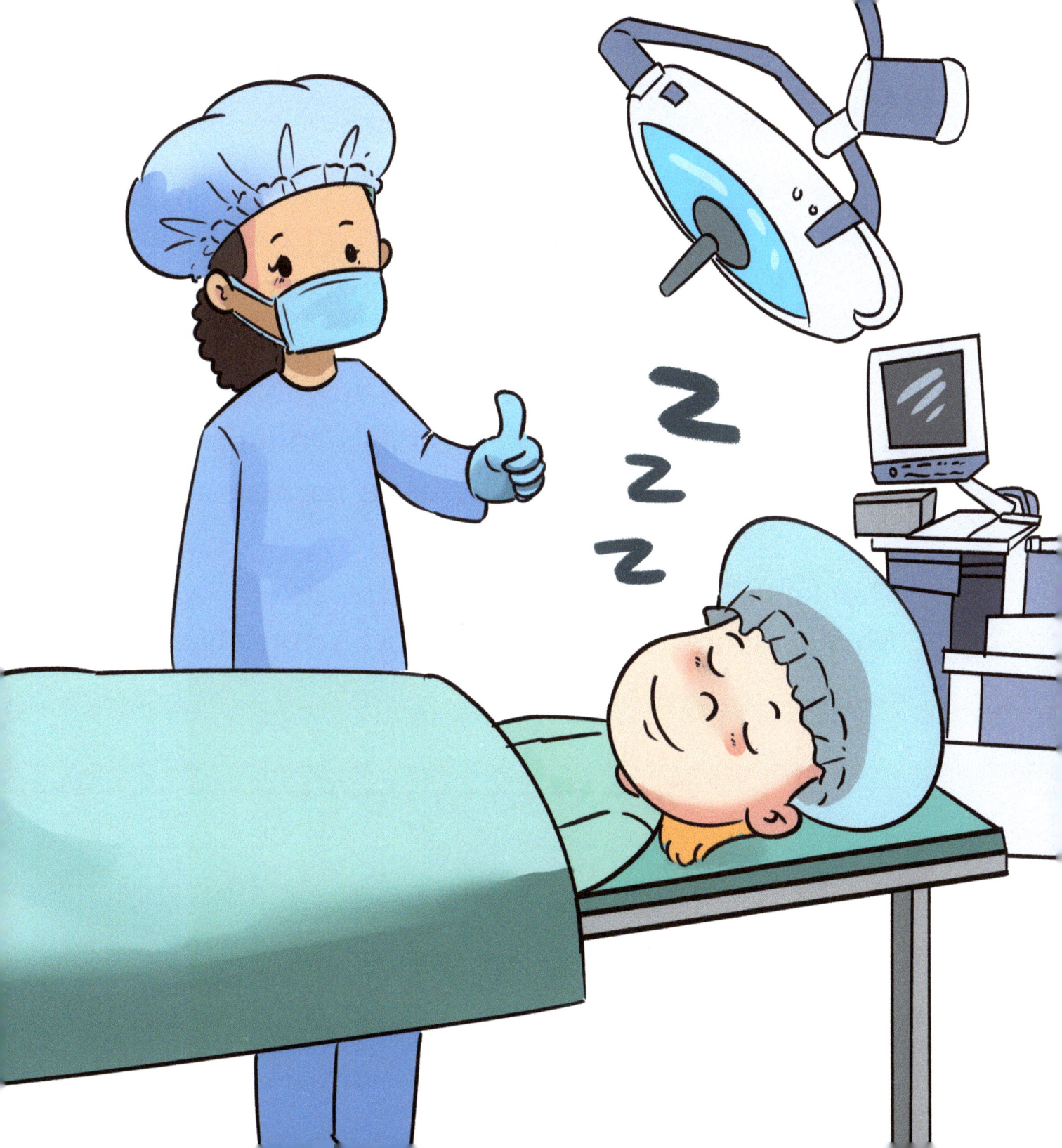

Nach der Operation wirst du im Aufwachraum des Krankenhauses wieder aufwachen.

Es kann sein, dass du dich etwas unwohl fühlst, dein Hals kann sich wund und kratzig anfühlen und dein Atem könnte etwas lauter als normal sein.

Aber keine Sorge: deine Krankenschwester wird dir Medikamente geben, damit du dich schnell besser fühlst.

Du bist so tapfer!

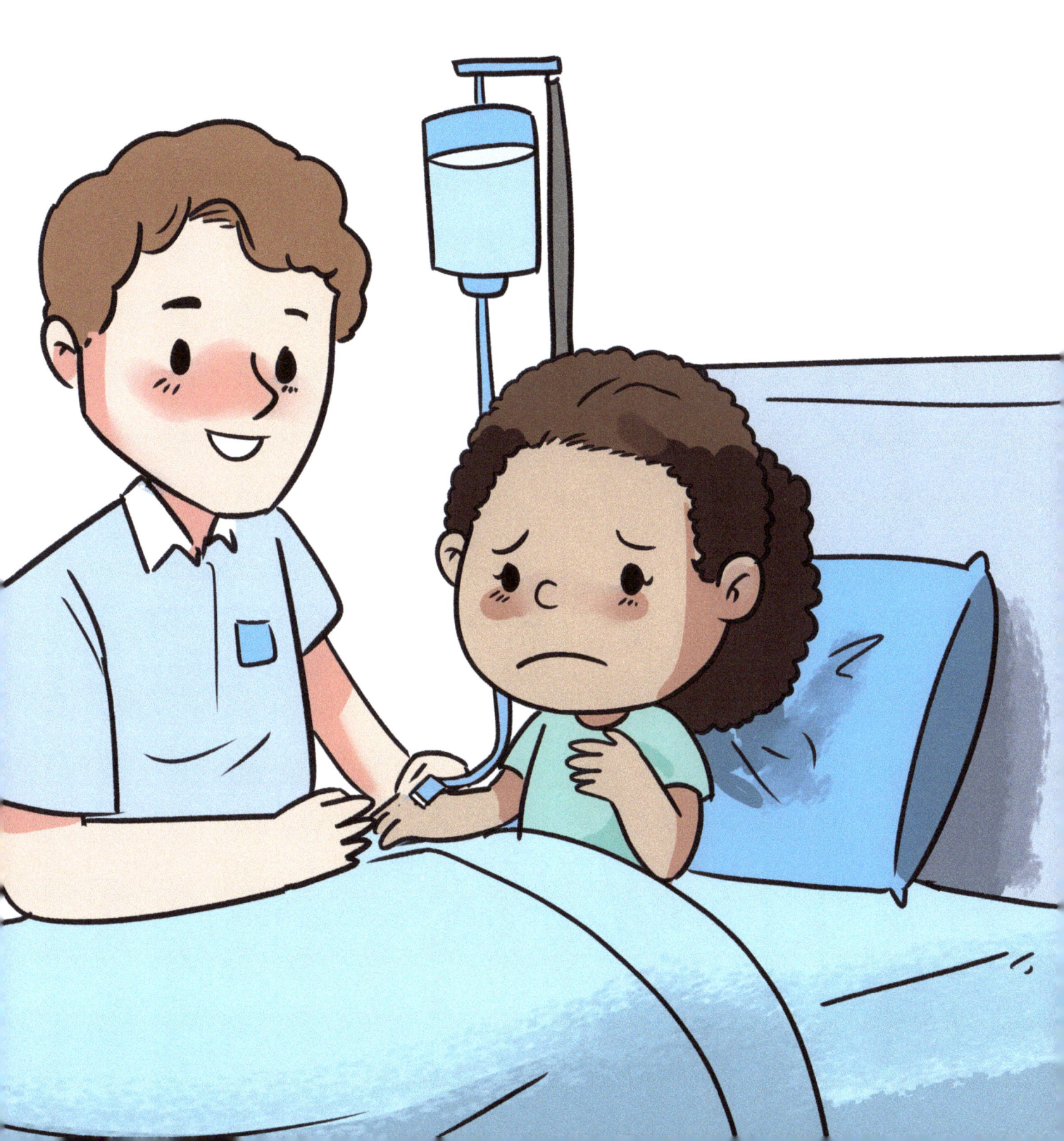

Manchmal musst du nach deiner Operation noch im Krankenhaus bleiben und dort übernachten.

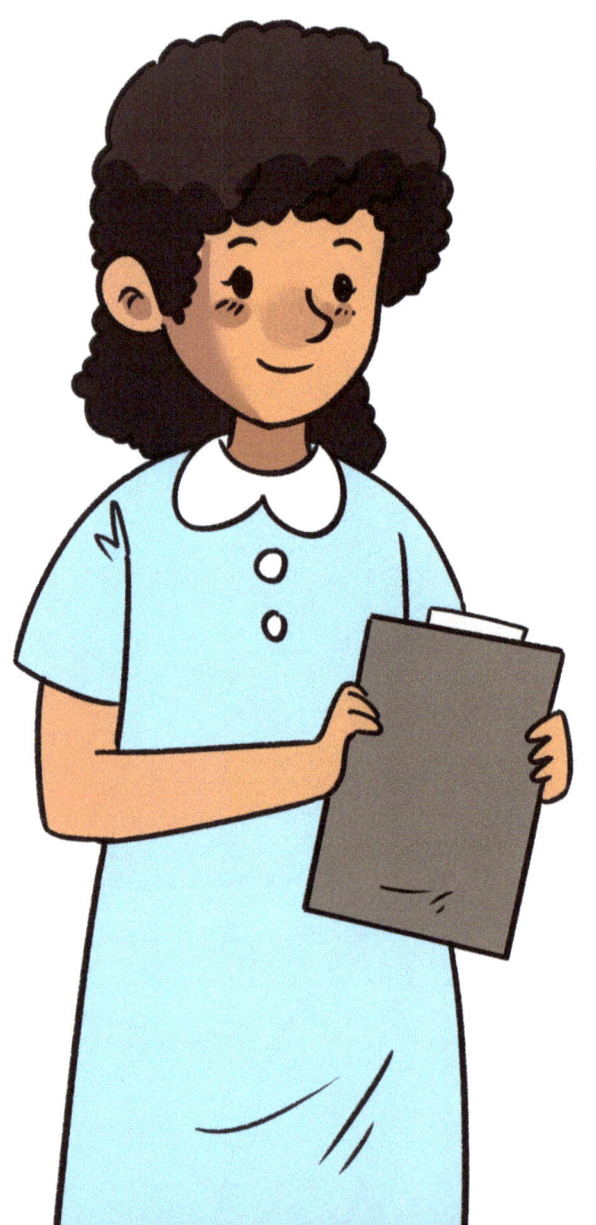

Häufig können deine Eltern oder jemand anders, den du gerne hast, bei dir bleiben.

Deine Ärzte und Krankenschwestern werden dafür sorgen, dass du dich sicher und geborgen fühlst.

Sobald die Ärzte das erlauben und es dir gut geht, kannst du nach Hause gehen.

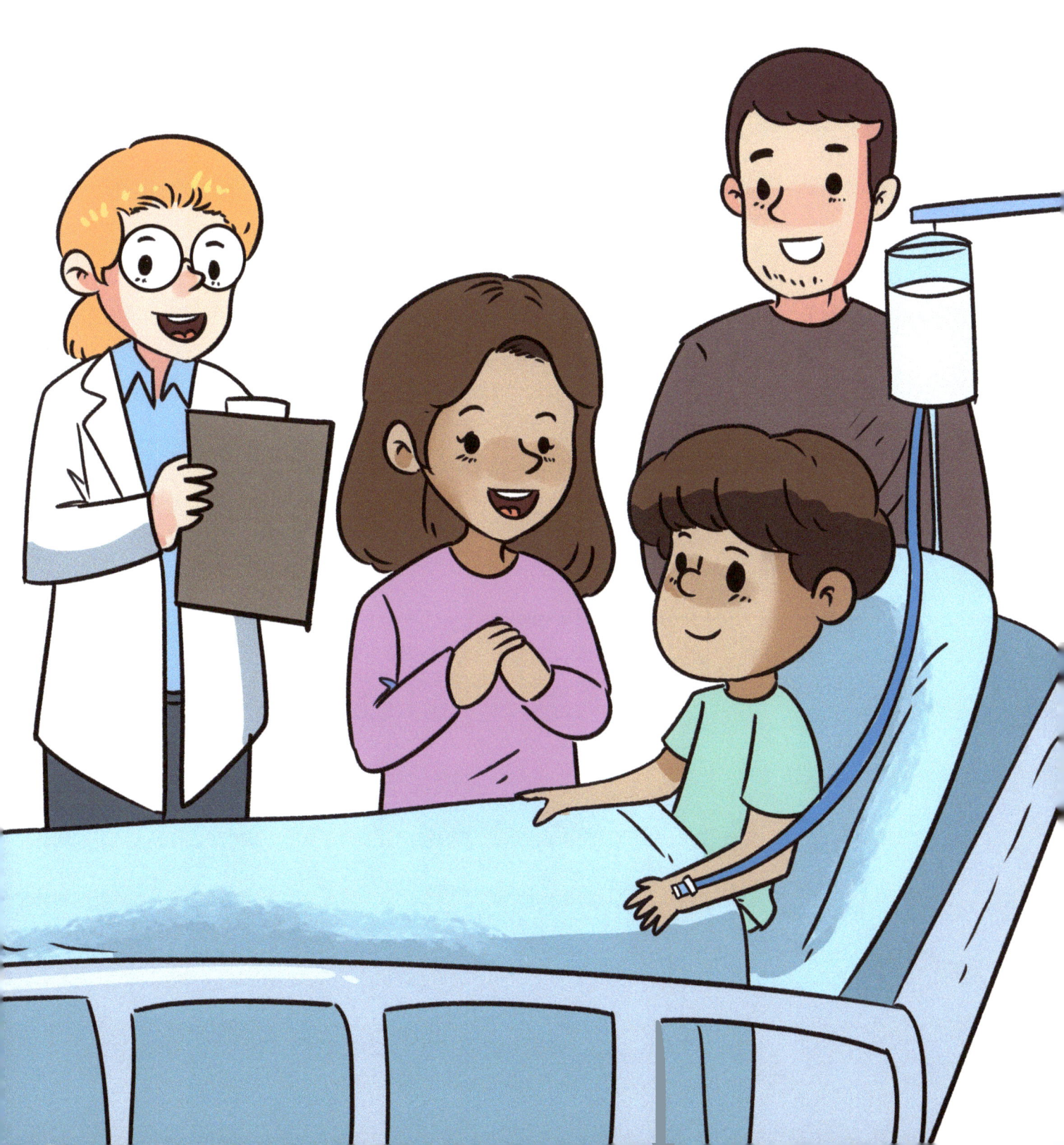

Aber nachdem deine Rachenmandeln jetzt entfernt wurden, wirst du dich bald besser fühlen.

Aber zuerst darfst du jetzt Eis oder Lutscher essen - und zwar jede Menge davon!

Was ist dein Lieblingsgeschmack?

_____

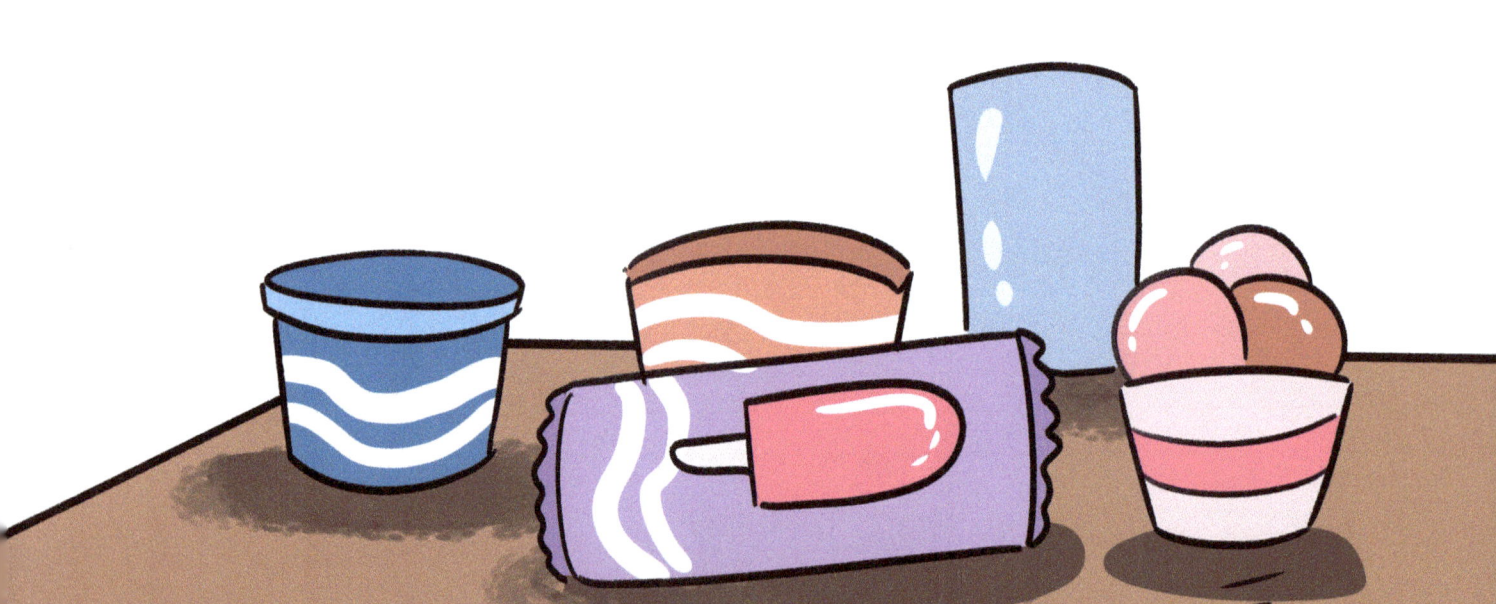

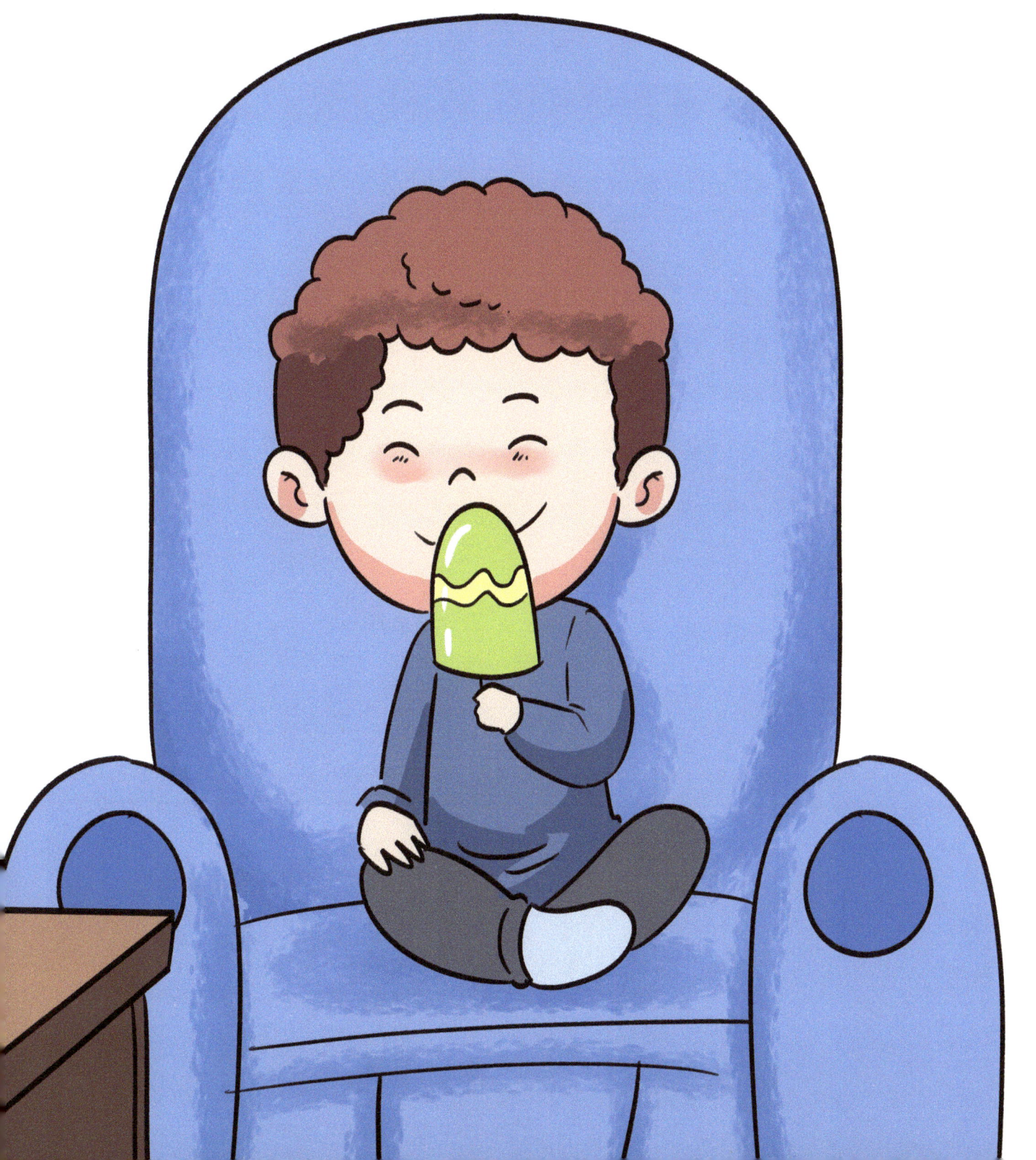

Zusätzlich zum Eis und den Lutschern darfst du aber nicht vergessen, dass du auch Wasser, Saft oder dein Lieblingsgetränk oder Smoothies trinkst, damit du deinem Körper genug Kraft gibst, sich schnell zu erholen.

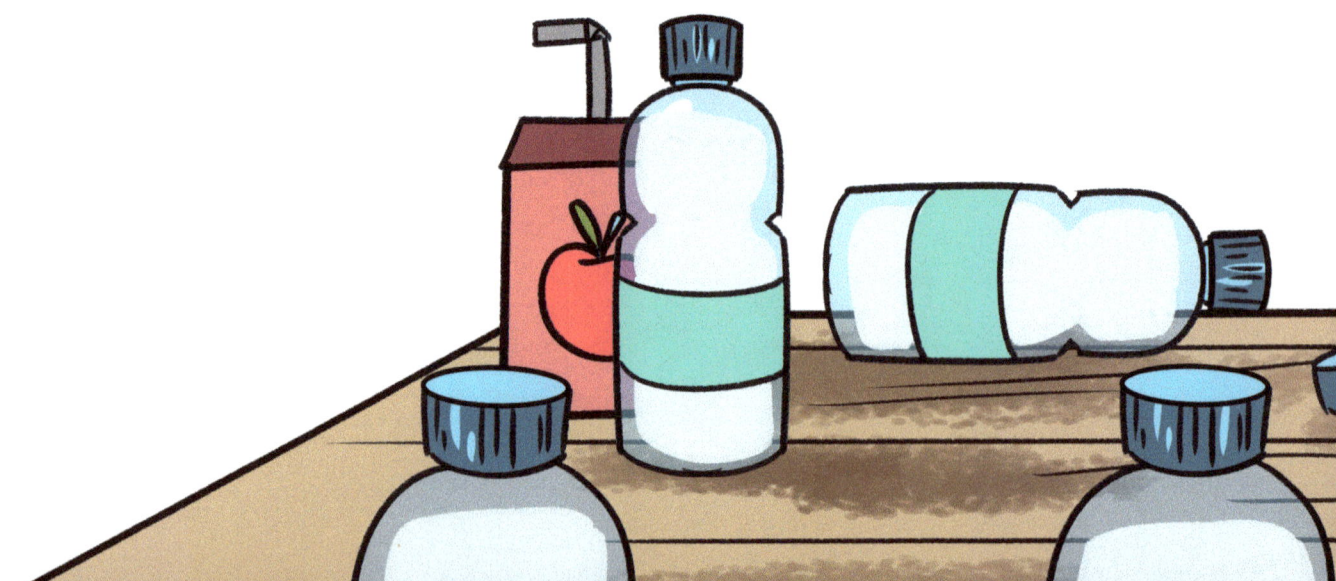

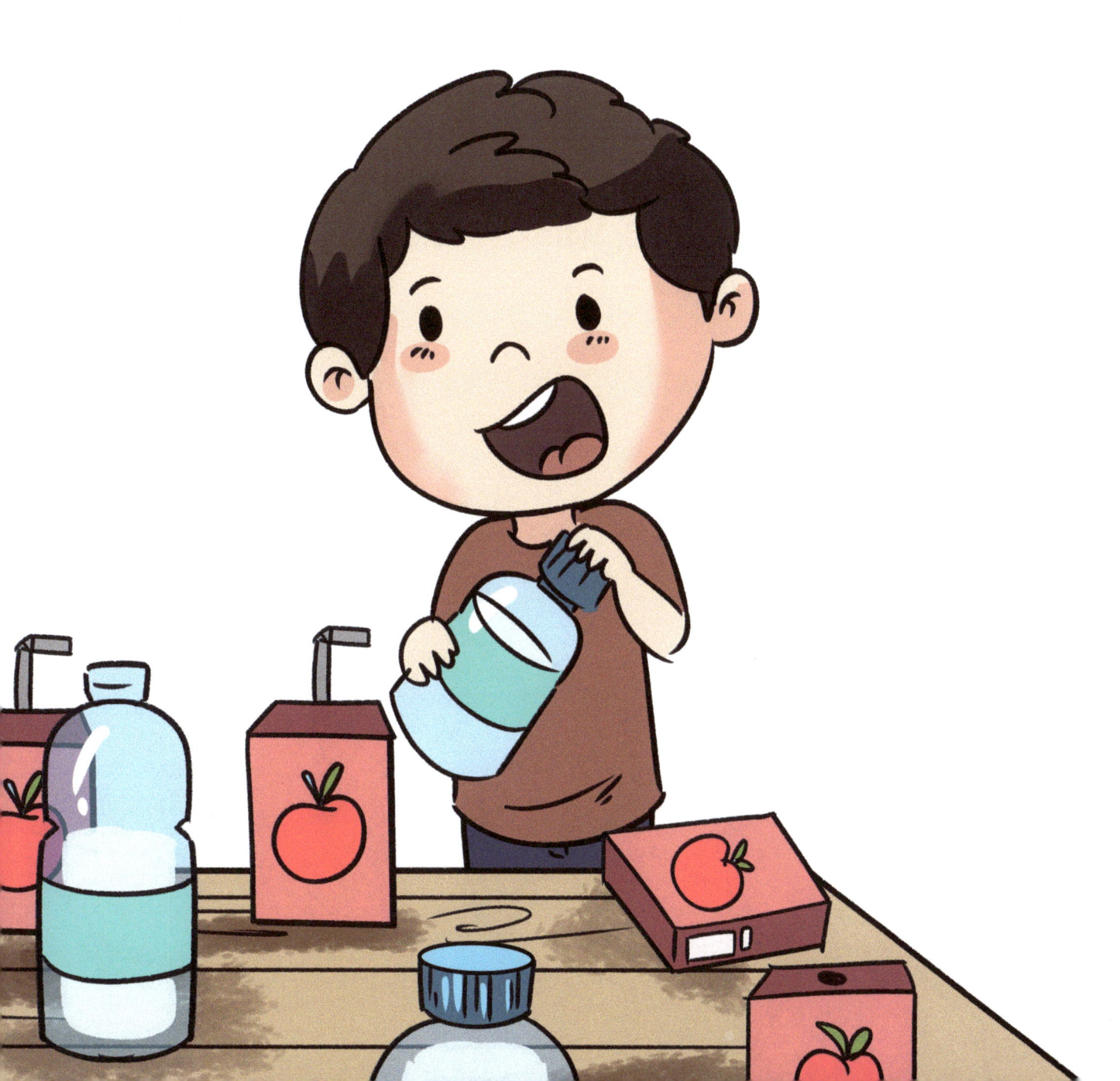

Während du dich von deiner Operation erholst, solltest du es langsam angehen lassen und dir Zeit zum Ausruhe nehmen.

Du kannst deine Lieblingsbücher lesen oder deine Lieblingsfilme oder Serie gucken und Brett- oder Kartenspiele spielen, während du dich erholst.

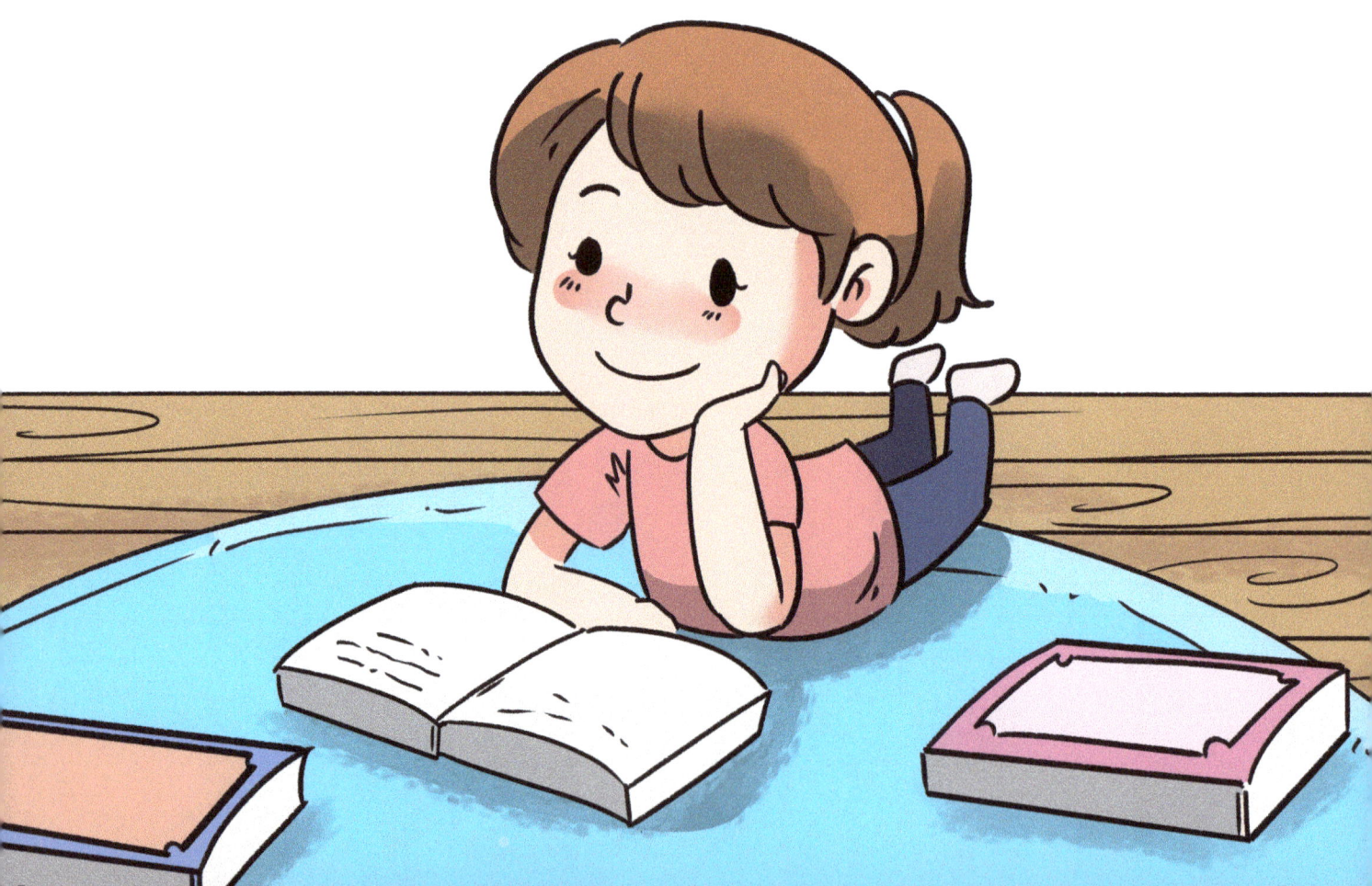

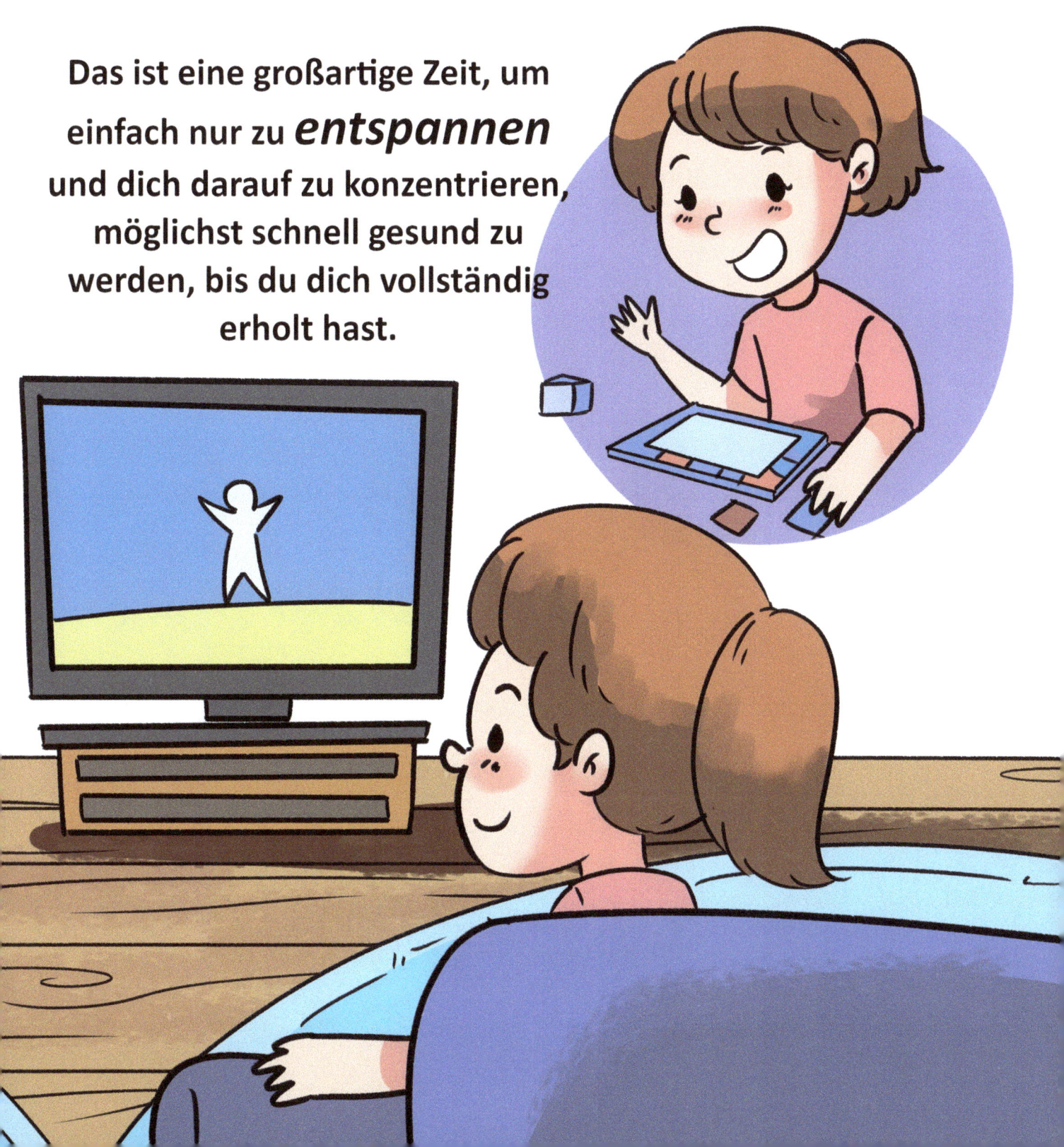

Schon bald wirst du merken, dass du wieder besser atmen kannst und dich insgesamt besser fühlst. Außerdem wird dein Hals nicht mehr so weh tun wie zuvor.

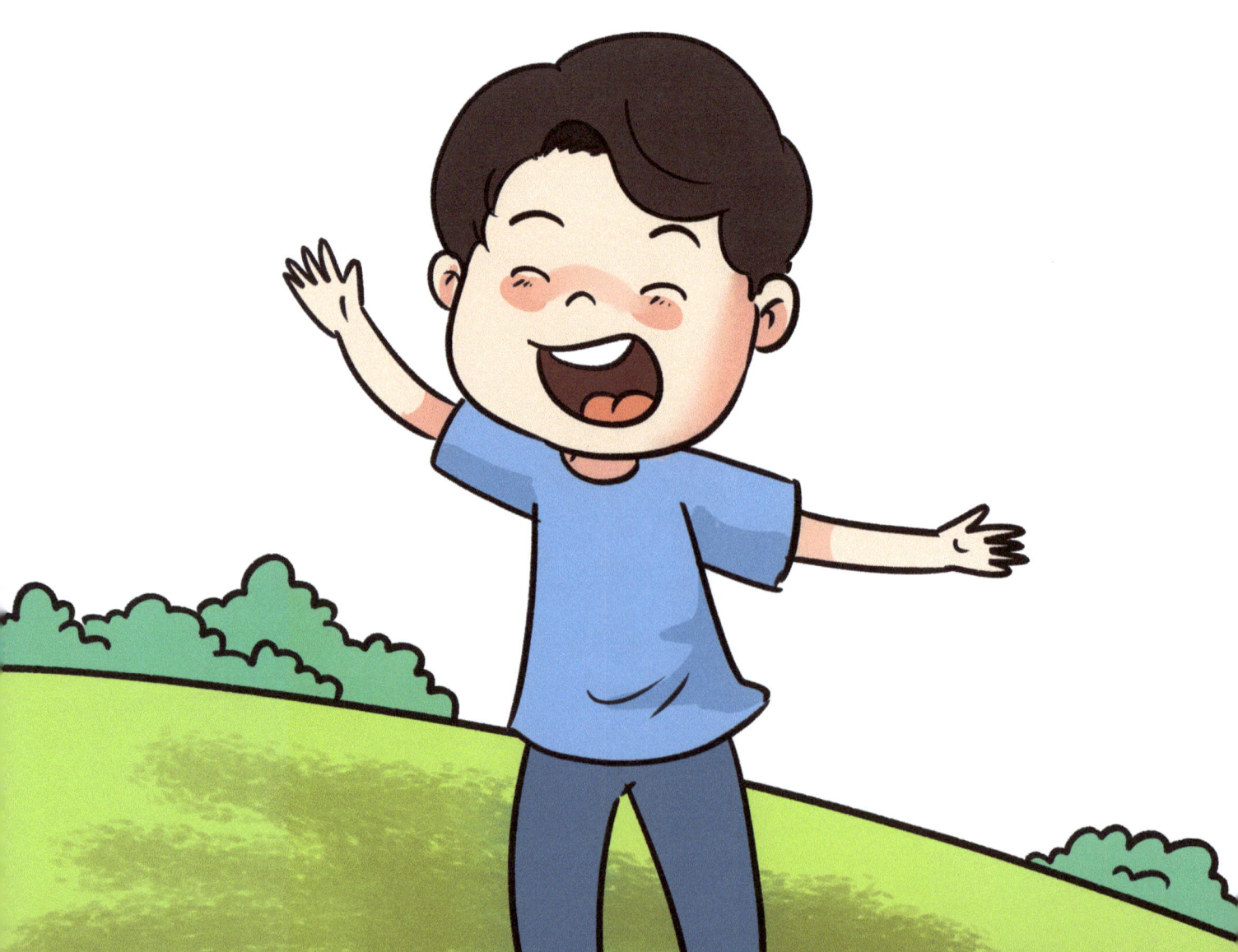

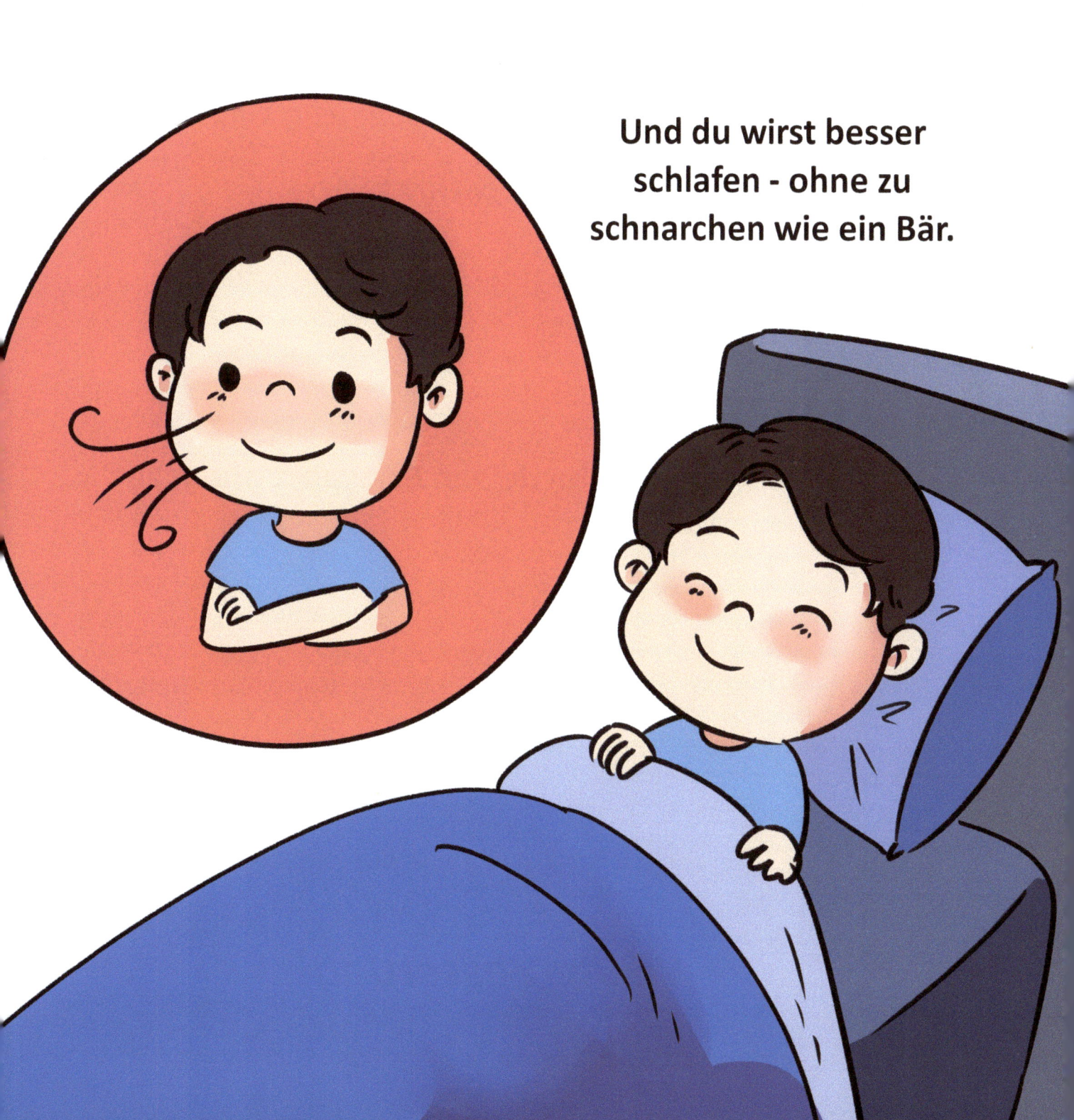

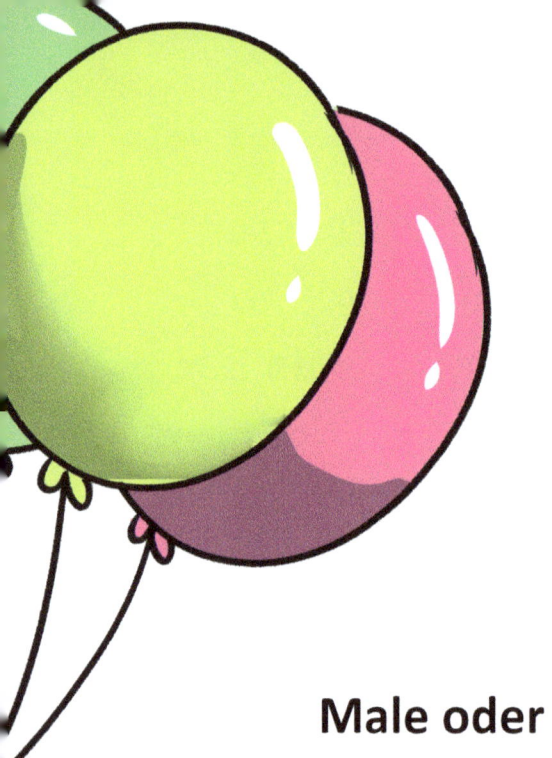

Was möchtest du tun, wenn deine Rachenmandeln weg sind?

Eine Party? Eine Feier?

Wie feierst du am liebsten?

Male oder schreibe deinen Partyplan unten auf.

Gute Besserung!

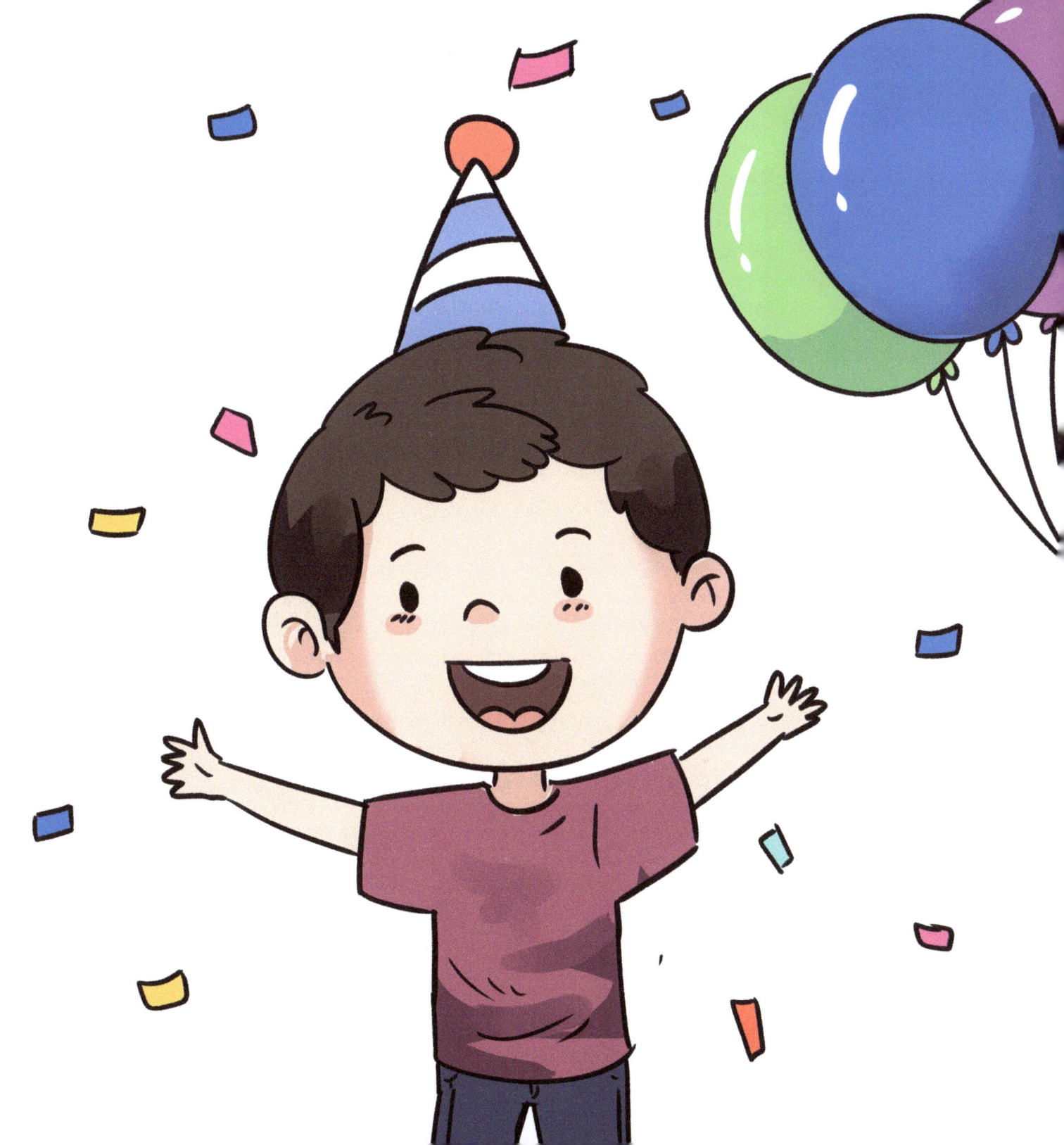

Hinweise für Eltern und Erziehungsberechtigte

*Nach dem Eingriff ist es normal, dass Kindern leicht desorientiert oder verwirrt und zudem reizbar sind. Auch weinen, schluchzen, treten, schreien oder ruckartige Bewegungen kommen gehäuft vor. Es dauert meist etwa eine Stunde, bis die Wirkung der Narkose nachlässt.

*Anweisungen/Einschränkungen nach der Operation:
Der Kinderarzt oder Chirurg sollte genaue Anweisungen geben zu (1) den Aktivitäten, die dein Kind in der Erholungsphase ausführen darf oder vermeiden sollte, (2) der Dauer dieser Einschränkungen und (3) den Nachsorgeuntersuchungen. Zudem sollten (4) Hinweise dazu gegeben werden, auf was zuhause geachtet werden muss und wann es zwingend notwendig ist, das Kind wieder ins Krankenhaus zu bringen. Sollte dies bis zur Entlassung nicht erfolgt sein, erinnere den Arzt bitte freundlich daran und stelle sicher, dass die Anweisungen eingehalten werden.

Haftungsausschluss

Es sollte beachtet werden, dass die Illustrationen nicht immer maßstabsgetreu sind.

Dieses Buch wurde zu Informations-, Bildungs- und persönlichen Entwicklungszwecken verfasst und sollte nicht als Ersatz für medizinischen Rat verwendet werden.

Bei Fragen oder Problemen zur medizinischen Versorgung sollte der zuständige Arzt des Kindes kontaktiert werden. Es kann keine Garantie dafür ausgesprochen werden, dass die Erlebnisse des Kindes im Krankenhaus den beschriebenen Situationen entsprechen werden.

Die Autorin und der Verlag sind weder direkt noch indirekt verantwortlich für etwaige Schäden, finanzielle Verluste oder sonstige Probleme, die aufgrund der Informationen in diesem Buch entstehen. Durch das Lesen dieses Buches erklären sich die Leser damit einverstanden, die Autorin und den Verlag nicht für Schäden, die durch Fehler, Ungenauigkeiten oder Auslassen von Informationen in diesem Buch entstehen könnten, verantwortlich zu machen.

Es sollte beachtet werden, dass die Erfahrung des Kindes im Krankenhaus stark abhängig von örtlichen Begebenheiten, der Einrichtung, einer etwaigen Notfallsituation und auch dem zuständigen medizinischen Team abhängt.

Daher sollte dieses Buch immer in Verbindung mit Empfehlung der zuständigen (Kinder-)Ärzte verwendet werden. Vielen Dank.

Hat dieses Buch deinem Kind bei der Operation geholfen?
Wenn ja, würde ich mich sehr freuen darüber zu hören!

www.amazon.com/gp/product-review/B0DPD2CTQG

Weitere Bücher können hier gefunden werden:

www.fzwbooks.com

Kontakt mit der Autorin

Email: books@fzwbooks.com
facebook/instagram: @FZWbooks

Über die Autorin

Dr. Fei Zheng-Ward ist Anästhesistin und versteht daher die Befürchtungen, die bei Kindern und Erwachsenen um eine Operation bestehen. Ihr Ziel ist es durch medizinische Bücher den Patienten nützliche Informationen bereitzustellen, damit sie ein besseres Verständnis für die Abläufe vor, während und nach einer Operation bekommen.

Die Leserinnen und Leser sollen befähigt werden, informierte Entscheidungen zu treffen und sich so bei ihrer anstehenden Operation möglichst wohl fühlen.

Als praktizierende Ärztin möchte sie von ihren Patienten für ihre Detailgenauigkeit, ihr Engagement für eine einfühlsame und individuelle Patientenbetreuung sowie für ihre starke Präsenz in der Patientenvertretung während des perioperativen Zeitraums respektiert werden.

Sie versteht die Bedeutung des emotionalen und körperlichen Wohlbefindens im Zusammenspiel und setzt sich für die Autonomie ihrer Patienten ein.

Neben ihrer klinischen Tätigkeit engagiert sich Dr. Zheng-Ward aktiv in der medizinischen Ausbildung und trägt zu medizinischen Fachzeitschriften und staatlichen sowie nationalen Konferenzen bei.

Mehr über Dr. Fei Zheng-Ward:

- Fachärztin für Anästhesiologie (Board Certification in USA)

- Facharztausbildung in Anästhesiologie am Johns Hopkins Hospital in Baltimore, MD

- Master-Abschluss in Public Health (MPH) von der Dartmouth Medical School in Hanover, NH

Bücher von der Autorin

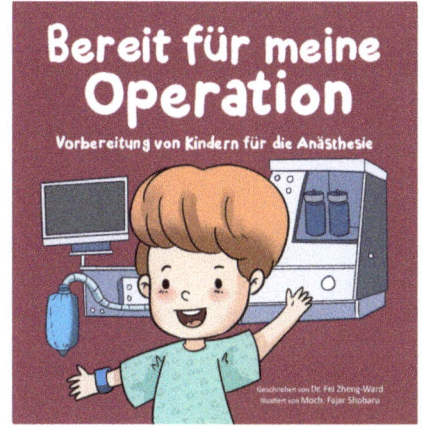
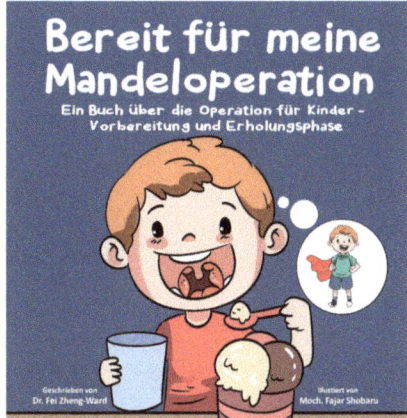
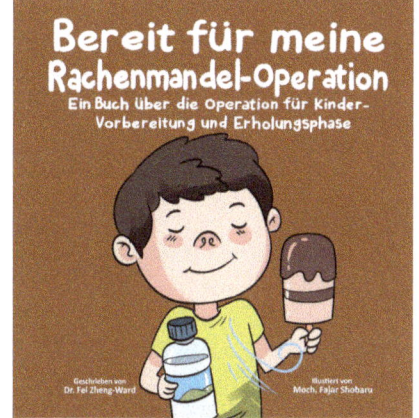
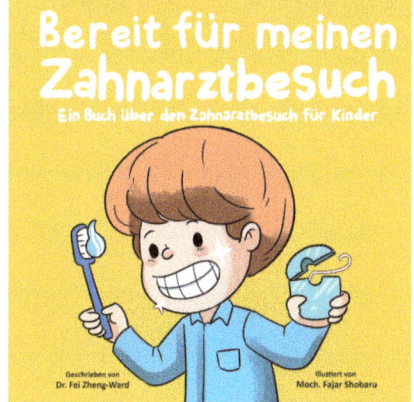
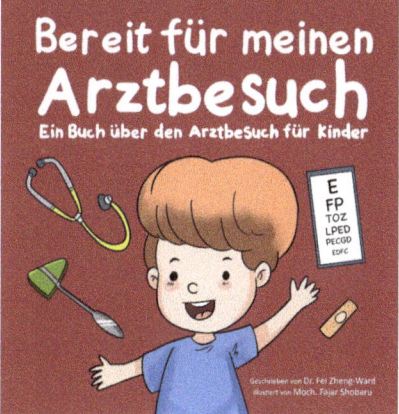
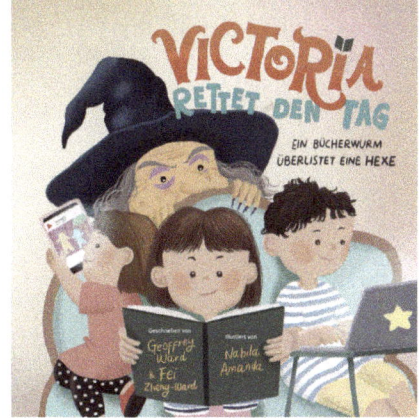